协和外科基本功培训系列丛书

从 3D 学解剖·影像·手术
Learning Anatomy · Imaging · Surgery in 3D

头 颈 分 册
Volume1：Head and Neck

主 编　高志强　杨 华　蔺 晨

副主编　田 旭　王 剑　刘继海

中国协和医科大学出版社
北 京

图书在版编目（CIP）数据

从3D学解剖·影像·手术. 头颈分册/ 高志强，杨华，蔺晨主编. —北京：中国协和医科大学出版社，2022.5

ISBN 978 – 7 – 5679 – 0849 – 9

Ⅰ. ①从…　Ⅱ. ①高…　②杨…　③蔺…　Ⅲ. ①头部 – 外科学 – 解剖学　②颈 – 外科学 – 解剖学　Ⅳ. ①R322　②R602

中国版本图书馆 CIP 数据核字（2021）第 269864 号

从 3D 学解剖·影像·手术：头颈分册

主　　编：高志强　杨　华　蔺　晨
责任编辑：戴申倩　李元君
封面设计：许晓晨
责任校对：张　麓
责任印制：张　岱

出版发行：**中国协和医科大学出版社**
　　　　　（北京市东城区东单三条9号　邮编 100730　电话 010 – 65260431）
网　　址：www.pumcp.com
经　　销：新华书店总店北京发行所
印　　刷：北京联兴盛业印刷股份有限公司

开　　本：787mm × 1092mm　1/16
印　　张：7.5
字　　数：52 千字
版　　次：2022 年 5 月第 1 版
印　　次：2022 年 5 月第 1 次印刷
定　　价：85.00 元

ISBN 978 – 7 – 5679 – 0849 – 9

总　序

当今外科正进入一个"三维外科"的时代。从CT三维重建技术用于术前评估，到3D高清成像腹腔镜、达芬奇机器人帮助医生更高效、安全地完成手术，再到3D打印的人工假体被用于复杂骨缺损的修复，工程学的发展正让外科进入一个解剖数字化、评估立体化、手术可视化的三维时代。其中，三维数字化的解剖能清晰、逼真、立体感强地反映器官和脉管的空间结构与解剖关系，让外科医师能够多角度、全方位地观察病变，是三维术前评估的基础，为制定个体化、精准化的手术方案提供重要依据。

另一方面，传统的二维断层成像仍广泛应用于临床诊断。对于年轻的医学生或外科医生，特别是规范化培训阶段的住院医师，如何将所见二维成像结合解剖知识、临床场景，在大脑中转化为术中所见的三维结构，并应用于术前讨论、计划及手术过程，是重要的且需要反复练习、逐渐积累的能力。而学习如何判读手术重点血管，不仅是它们的走行，还有这些血管的毗邻、变异、与周围组织的关系，并理解它们的手术意义，更是手术决策的关键。《从3D学解剖·影像·手术》这套书正为广大初学者提供了一个绝佳的学习途径。书中将真实人体的三维重建与断层影像紧密结合、相互参照，从解剖讲起，融会临床，为读者学习提供了一个生动而极具启发性的视角。医学的未来是属于年轻人的，希望本套丛书能为他们提供一些指导和帮助，也衷心希望国内各位同行提出宝贵意见，为我国的医学教育事业贡献力量！

中华医学会会长
中国科学院院士
北京协和医院名誉院长

致 谢

衷心感谢北京协和医院教育处和北京协和医院国家级医学虚拟仿真实验教学中心各位领导和同事对本书编写的悉心指导与鼎力支持。特别感谢田旭、王剑和刘文斌等编委对本书撰写做出的巨大贡献。如果没有大家的帮助，本书难以付梓。

感谢北京协和医学院解剖与组胚学系和北京协和医院放射科各位领导与专家对本书编写的帮助与专业指导，你们的支持让我们倍感这项工作的价值和意义。

感谢天津天堰科技公司和瑞典 Sectra AB 公司对本书编写提供的技术支持。你们的技术帮助我们把想法变成了现实。

感谢北京协和医院耳鼻咽喉科的同道们对本书编写提供的各方面指导与辛勤付出。感谢北京协和医院外科的同道们给予的宝贵意见和建议。感谢北京协和医学院临床医学专业的医学生们对本书编写的积极投入与支持。

特别感谢北京协和医学院教改项目（#2014zlgc0104，#2020zlgc0116）组和北京市教委立项教改项目（#2014-ms052）组对本课题顺利完成给予的支持。特别感谢中国协和医科大学出版社对本书出版给予的珍贵建议和专业指导。

最后，感谢为本书编写和出版给予帮助的所有朋友们！

主编的话

如何使用本书

严格地说，本书既不是解剖学教材，也不是影像学书籍，而是一本与"哲学"沾点边的书，这是一本关于如何更好地认识人体与学习解剖、影像和手术的方法类书籍。

我们对于人体自身与自然的观察与探索从未停止。希波克拉底的"生命短暂、医术长久"这句格言也许不如他的誓言那样家喻户晓，但却同样珍贵。前者是哲学层面的启迪，后者是道德层面的指引。一名好的医生应该是在哲学上和道德上同样具有高度。

好的认识论可以指引我们前行的方向，避免误入歧途。好的方法论可以加快我们前行的速度，提高效率。不过遗憾的是，本书作者没有一位是哲学家。我们所有的感悟均基于从医学生成长为具有一定经验的临床医生过程中的自身学习心得与体会，是一种朴素的思维沉淀。任何知识，从感性至知性，再从知性到达理性，其间需要很多人智慧的积累与沉淀，如大浪淘沙，金子虽少却弥足珍贵。

解剖学和影像学是我们学习和理解人体构造的双子灯塔。犹如研究历史是为了更好地理解当代，展望未来。我们解剖和研究逝者是为了更好地理解人类自身，推动医学前进。解剖学是临床各学科的奠基石之一，犹如我们进行迷宫探险时的地图，而影像学就是不可或缺的罗盘。只有将解剖学和影像学知识充分掌握和融会贯通，在临床工作中，尤其是外科手术中才能得心应手。

常说知易行难，我们认为，复杂的事情应该简单办。影像学资料大多为二维图像，需要学习者很好地理解平面信息并在头脑中建立起三维的空间构象，这样才能准确地判断人体构造是否存在变异或是病变，这需要很好的知识储备和潜心阅片的定力。如康德所言，事物的特性与观察者有关。不同的医生在阅片后头脑中重建的三维构象准确性是存在差异的，与每个医生的知识体系的完整性以及临床思维体系的缜密性是密切相关的。有人能一叶知秋，有人却一叶障目。很多年轻医生常常在开始阶段知难而退，而后在临床工作中发觉自己总是管中窥豹、有心无力。这其实是学习的方法学问题。本书的作者也正是在临床学习中有过类似的体会和困惑，经过反复讨论，我们逐渐总结出通过 2D-3D 融合学习解剖、影像和手术的方法。实体标本非常珍贵而稀缺，因此互动式实时重建虚拟解剖平台可以部分弥补这一缺憾。

自然状态下对一件物体的观察和记忆应该是三维的，甚至是多维的。如橘子和苹果，它们的外形、颜色、手感、气味等多方面的特征让我们很容易予以区分。只有全面观察和记住了两者的多维特征，我们才可以区分出是橘子还是苹果。这种学习和记忆方法对于理解和掌握解剖、影像和手术的知识同样具有帮助。影像学的信息最终是需要转换为某种解剖学形态进行分析，不管这个过程是有意识的，还是不自觉的，很多优秀的医生均在采用。因此，影像学知识和解剖学知识需要一个融合展现模式，这就是基于现代信息技术之上的互动式实时重建虚拟解剖平台。所以，本书也是介绍如何进行 2D-3D 融合式虚拟解剖学习的书籍。

基于互动式实时重建虚拟解剖平台，我们可以把某位患者或者正常人的 CT 或者 MRI 扫描数据（DICOM 格式）导入后进行实时 3D 重建，进行虚拟切割、旋转、虚化等操作，可以将骨骼、血管、脏器进行重建显示。根据我们自身的经验以及从学习的角度，将 2D 的轴位、冠状位和矢状位的图片与 3D 虚拟重建图像显示在同一个屏幕上，可以帮助我们形象而直观地掌握 3D 图象的同时，更加容易理解 2D 图像中对应的解剖结构，这是一种可以动态溯源的过程。这种学习方法可以化难为易。

虚拟解剖平台对于拓展学习和考核同样具有帮助。通过对 3D 图像的任意旋转和标注，可以考核自我或者其他学员是否真正理解和掌握了某个解剖结构在人体中的相对位置，以及在 CT/MRI 图像中的标识，并可以在一定程度上模拟练习手术操作。

因为篇幅所限，本丛书将主要展示临床上比较重要的解剖结构和病变，本册将重点显示头颈部的动脉血管结构，希望能对广大的临床医生和医学生有所帮助。

回到出版本书的初衷，这不是一本全面的解剖学、影像学或手术学书籍，这是一本介绍和帮助我们学习解剖、影像和手术知识的方法学探索性书籍，不求鱼满仓，但求渔有方。不足与谬误之处，还请同道们不吝指正。

　　"自然看起来像艺术时，是美的；而艺术，也只有当我们明知其是艺术，但看起来却又像自然时，才是美的。"（康德）这也是我们对于互动式实时重建虚拟仿真技术和医学虚拟仿真教学的不断期许。

北京协和医院耳鼻咽喉科　杨华

2021 年 11 月

目　　录

I·颈部动脉血管树

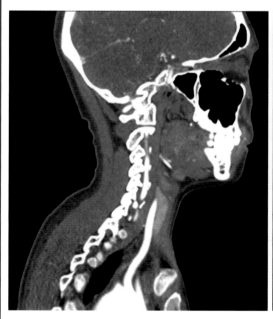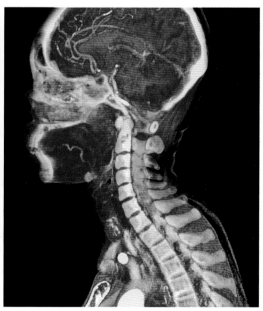

颈部动脉血管树

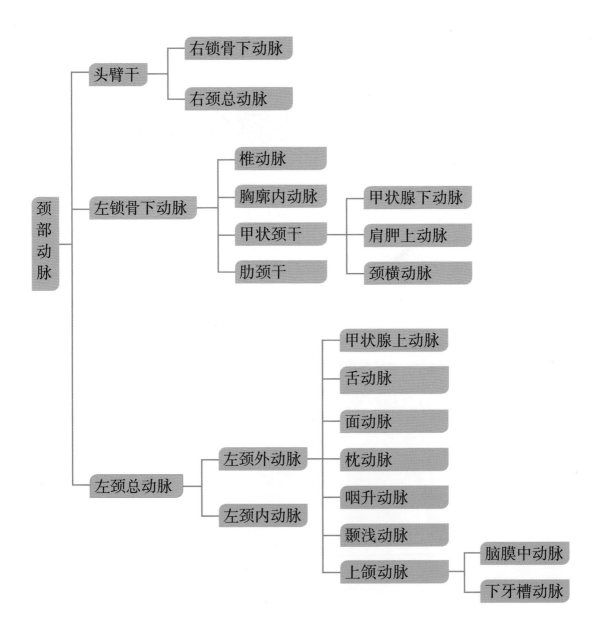

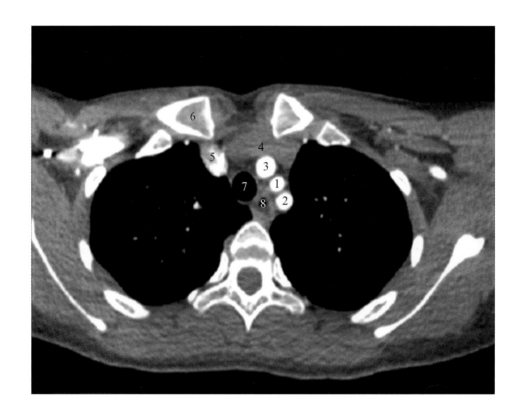

■ 图 1 颈总动脉起始处 CT 轴位

1.左颈总动脉 2.左锁骨下动脉 3.头臂干 4.左头臂静脉 5.右头臂静脉 6.锁骨
7.气管 8.食管

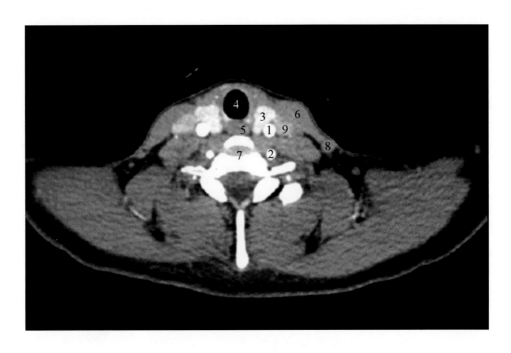

■ 图 2　颈总动脉走行 CT 轴位

1.左颈总动脉　2.左椎动脉　3.左甲状腺　4.气管　5.食管　6.左胸锁乳突肌　7.第 7 颈椎　8.左颈外静脉　9.左颈内静脉

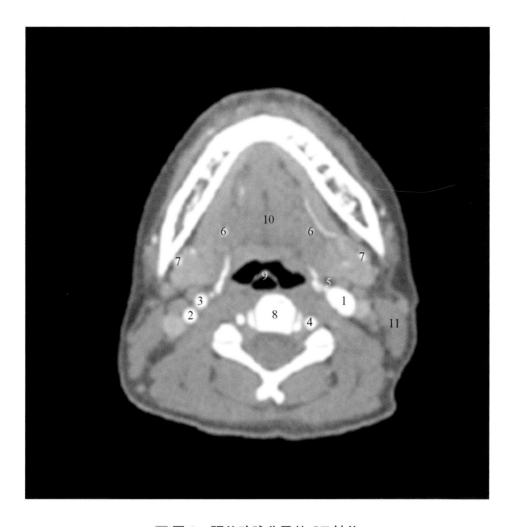

■ 图3　颈总动脉分叉处 CT 轴位

1.颈总动脉　2.颈内动脉　3.颈外动脉　4.椎动脉　5.甲状腺上动脉　6.舌动脉　7.面动脉　8.第4颈椎　9.会厌　10.舌体　11.胸锁乳突肌

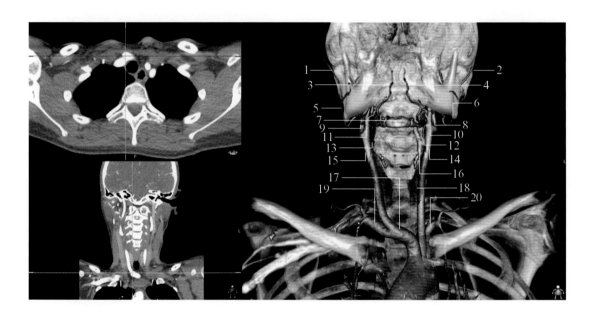

■ 图 4　颈部血管正面总体观

1. 右颞浅动脉　2. 左颞浅动脉　3. 右舌动脉　4. 左舌动脉　5. 右面动脉　6. 左面动脉　7. 舌骨　8. 左颈内动脉　9. 右颈内动脉　10. 左颈外动脉　11. 右颈外动脉　12. 左甲状腺上动脉　13. 右甲状腺上动脉　14. 左颈总动脉　15. 右颈总动脉　16. 左椎动脉　17. 头臂干　18. 甲状腺　19. 右锁骨下动脉　20. 左锁骨下动脉

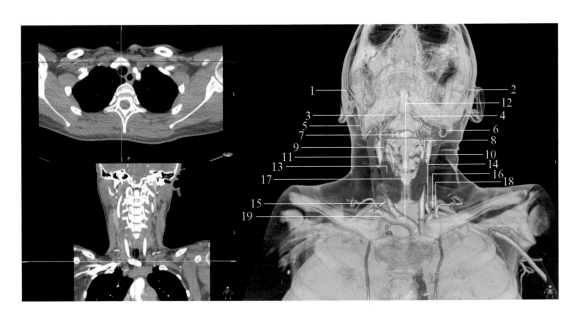

■ 图 5　颈部血管总体正面观（气体三维容积重建）

1.右颞浅动脉　2.左颞浅动脉　3.右舌动脉　4.左舌动脉　5.右面动脉　6.左面动脉　7.舌骨　8.左甲状腺上动脉　9.右甲状腺上动脉　10.左颈总动脉　11.右颈总动脉　12.主气管　13.甲状腺　14.左椎动脉　15.右椎动脉　16.左甲状腺下动脉　17.头臂干　18.左锁骨下动脉　19.右锁骨下动脉

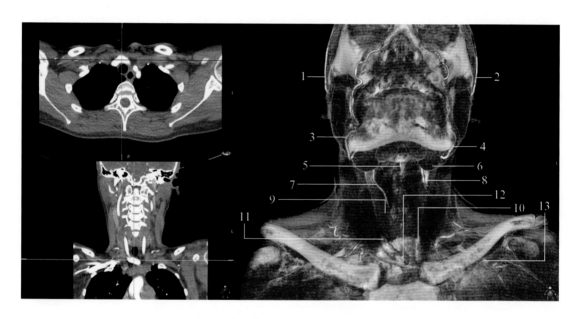

■ 图 6　颈部血管正面总体观（肌肉组织三维容积重建）

1.右颞浅动脉　2.左颞浅动脉　3.右面动脉　4.左面动脉　5.舌骨　6.左颌下腺　7.右甲状腺上动脉　8.左甲状腺上动脉　9.甲状腺　10.左颈总动脉　11.右颈总动脉　12.头臂干　13.左锁骨下动脉

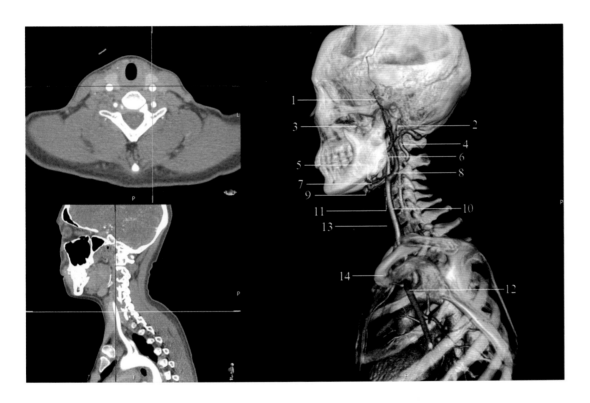

图 7　颈部血管左侧总体观

1. 左颞浅动脉　2. 左枕动脉　3. 左上颌动脉　4. 左椎动脉　5. 左舌动脉　6. 左颈外动脉
7. 左面动脉　8. 左颈内动脉　9. 舌骨　10. 左颈总动脉　11. 左甲状腺上动脉　12. 左锁骨
下动脉　13. 甲状腺　14. 锁骨

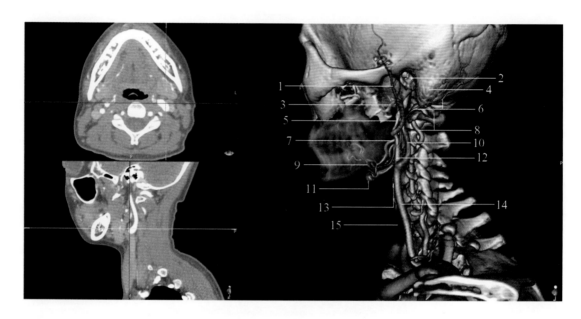

■ 图 8　颈部血管左侧总体观（下颌骨、锁骨虚化）

1.左颞浅动脉　2.左外耳道口　3.左上颌动脉　4.左乳突尖　5.左茎突　6.左枕动脉　7.左面动脉起始处　8.左椎动脉　9.左舌动脉　10.左颈内动脉　11.舌骨　12.左颈外动脉起始处　13.左甲状腺上动脉　14.左颈总动脉　15.甲状腺

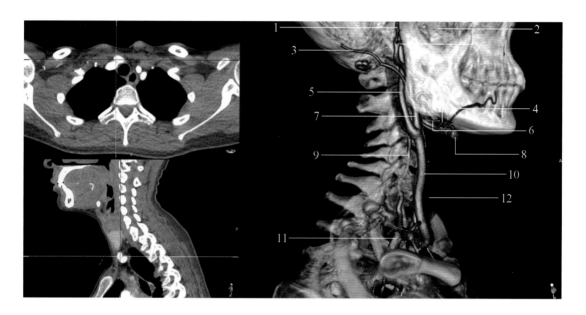

■ 图9　颈部血管右侧总体观

1.右颞浅动脉　2.右上颌动脉　3.右枕动脉　4.右面动脉　5.右颈内动脉　6.右舌动脉
7.右颈外动脉　8.舌骨　9.右椎动脉　10.右颈总动脉　11.右锁骨下动脉　12.甲状腺

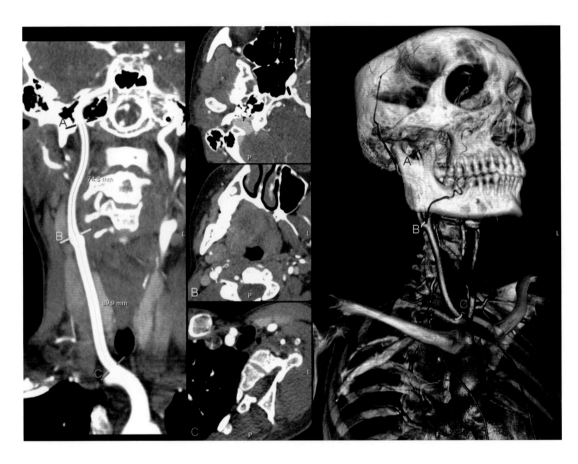

■ 图 10　右侧颈总动脉走行（血管分析重建）

A. 右颈内动脉入颅处（颈内动脉管外口）　B. 右颈总动脉分叉处　C. 右颈总动脉起始处

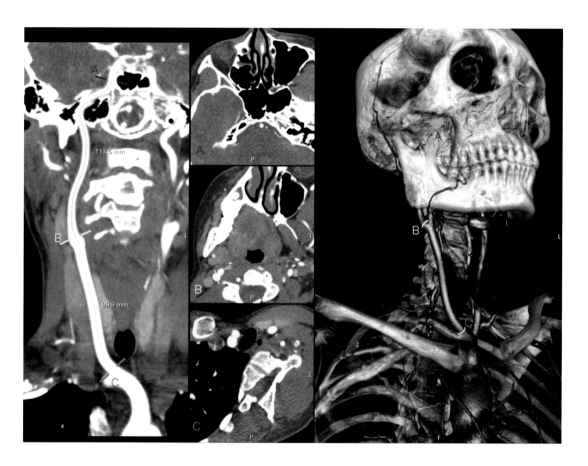

图 11　右侧颈内动脉走行（血管分析重建）

A. 右颈内动脉海绵窦段　　B. 右颈内动脉起始处　　C. 右颈总动脉起始处

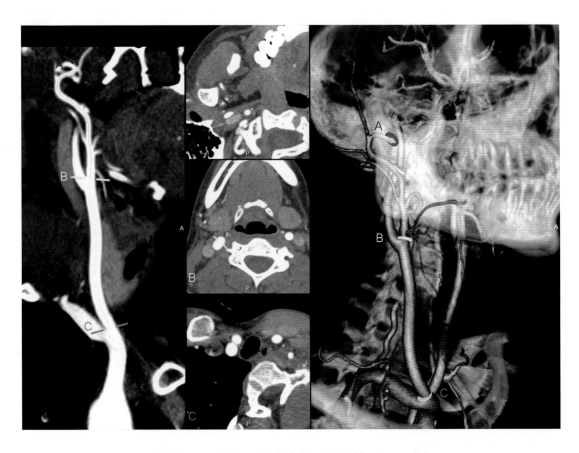

■ 图 12　右侧颈外动脉走行（血管分析重建）

A. 右颈外动脉终末支　B. 右颈外动脉起始处　C. 右颈总动脉起始处

II · 颈内动脉

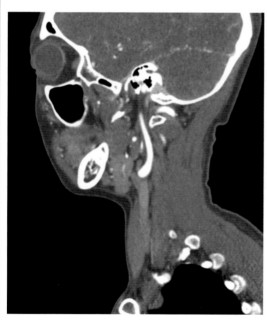
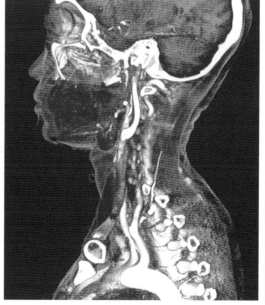

颈内动脉（internal carotid artery，ICA）平甲状软骨上缘，水平起自颈总动脉，按其形成，以颅底的颈动脉管外口为界，分为颅外段和颅内段。颅外段，又称为颈段，自颈总动脉分叉处先在颈外动脉后外侧，后转向其后内侧，在第 3～第 1 颈椎横突前方，沿二腹肌后腹深面上行至颅底，为颈内动脉各段中最长的一段。颈内动脉颅外段无分支；颅内段分支主要有眼动脉、大脑前动脉、大脑中动脉、后交通动脉。

临床意义

行颈动脉周围区域手术时，注意如面神经下颌支、舌下神经、耳大神经等周围神经的保护，同时周围区域有 1～2 支横跨颈内动脉回流入颈内静脉，应予以结扎离断，以免牵拉时损伤出血。

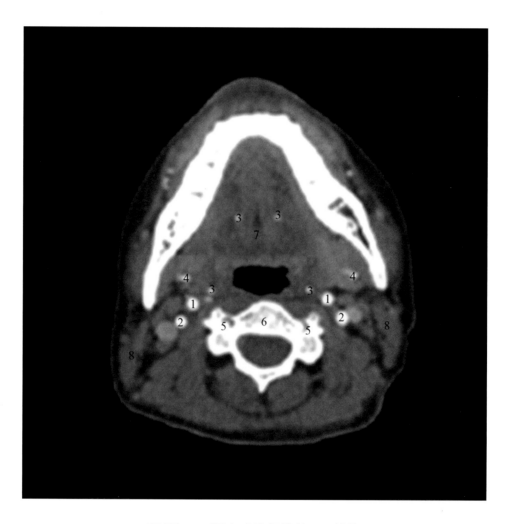

■ 图 13　颈内动脉起始处 CT 轴位

1. 颈外动脉　2. 颈内动脉　3. 舌动脉　4. 面动脉　5. 椎动脉　6. 第 4 颈椎　7. 舌体　8. 胸锁乳突肌

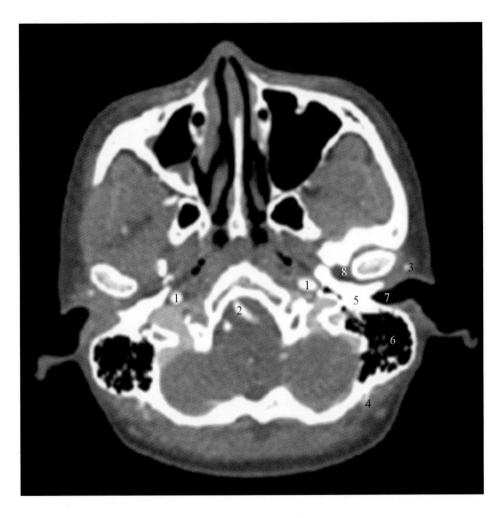

■ 图 14　颈内动脉管入口处 CT 轴位

1. 颈内动脉　2. 椎动脉　3. 颞浅动脉　4. 枕动脉　5. 颞骨岩部　6. 乳突　7. 外耳道及耳郭
8. 颞颌关节窝

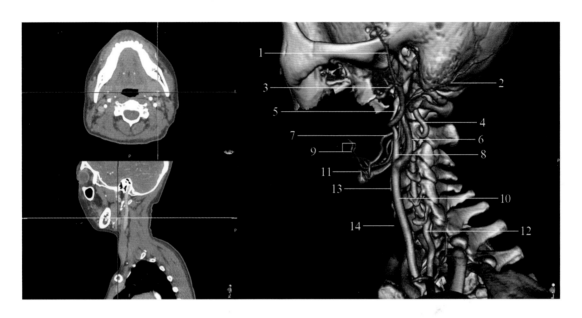

■ 图 15　颈内动脉（血管三维重建左侧面观）

1.左颞浅动脉　2.左枕动脉　3.左上颌动脉　4.左椎动脉　5.茎突　6.左颈内动脉　7.左面动脉　8.左颈外动脉　9.舌动脉　10.左颈总动脉　11.舌骨　12.左椎动脉（第6颈椎）13.左甲状腺上动脉　14.甲状腺

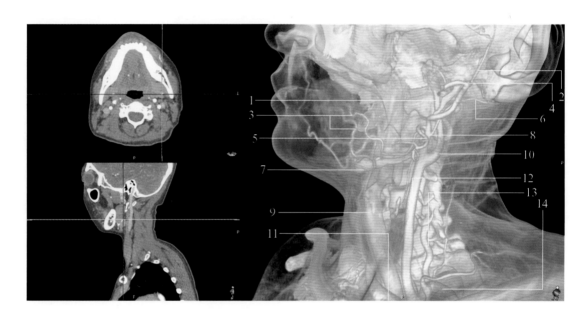

■ 图 16　颈内动脉整体观（气体三维容积重建左侧面观）

1.颈内动脉颞下窝段　2.左颞浅动脉　3.左舌动脉　4.左上颌动脉　5.左面动脉　6.左枕动脉　7.舌骨　8.左颈外动脉　9.气管　10.左颈内动脉起始处　11.头臂干　12.左颈总动脉　13.左椎动脉　14.左锁骨下动脉

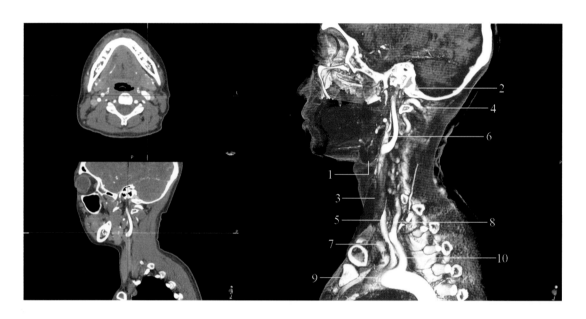

■ 图 17　颈内动脉整体观（肌肉组织三维容积重建左侧面观）

1. 左颌下腺　2. 左颈内动脉入颅处　3. 甲状腺　4. 左椎动脉出寰椎处　5. 左颈总动脉
6. 左颈外动脉　7. 头臂干　8. 左椎动脉（第 6 颈椎横突）　9. 主动脉弓　10. 左锁骨下动脉

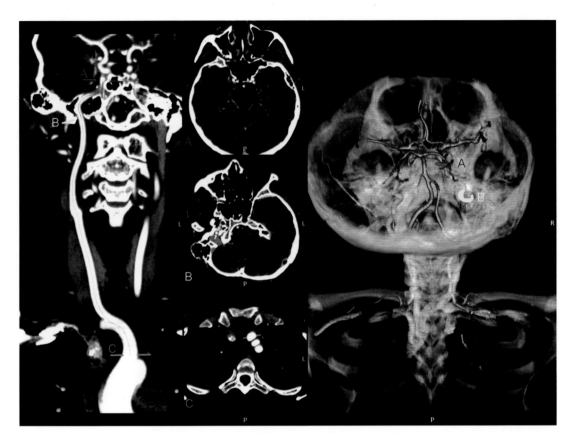

■ 图 18　颈内动脉走行（血管分析重建）

A. 右颈内动脉海绵窦段　B. 右颈内动脉入颈内动脉管处　C. 头臂干起始处

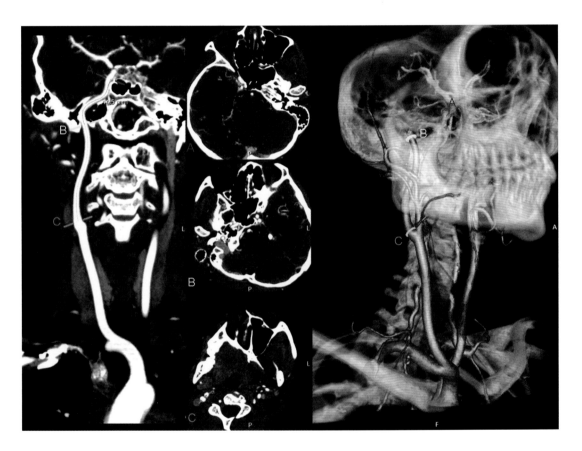

■ 图 19　颈内动脉走行（血管分析重建）

A. 右颈内动脉海绵窦段　B. 右颈内动脉入颅处　C. 头臂干起始处

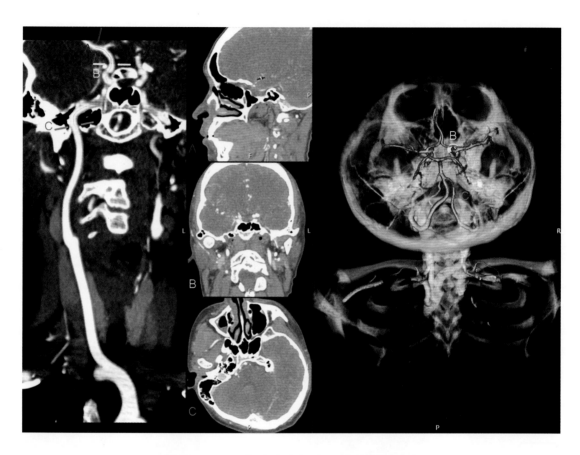

■ 图 20　颈内动脉走行（血管分析重建）

A. 右颈内动脉入颈内动脉管处　　B. 右颈内动脉出颈内动脉管处　　C. 右颈内动脉颅内段分支处

Ⅲ · 颈外动脉

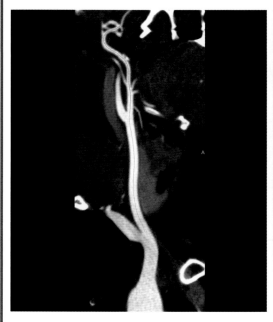

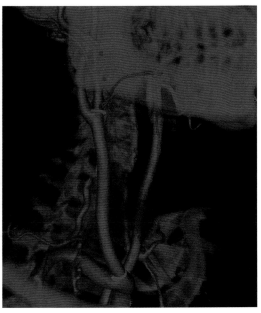

颈外动脉（external carotid artery，ECA）平甲状软骨上缘，起自颈总动脉，初沿颈内动脉前内侧、后沿其前方上行，穿经腮腺，至下颌颈处分为颞浅动脉和上颌动脉两终支。在甲状软骨上缘至舌骨大角间，依次向前发出甲状腺上动脉、舌动脉及面动脉；自颈外动脉起端的内侧发出咽升动脉，行向上方；近二腹肌后腹下缘处向后上方发出枕动脉。

临床意义

颈外动脉结扎术：颈外动脉结扎部位宜在甲状腺上动脉的远心端。因为一方面甲状腺上动脉与甲状腺下动脉之间有较多的吻合支，在甲状腺上动脉近心端结扎，对阻断颈外动脉血流意义不大；再者，保留甲状腺上动脉可使颈外动脉血流继续流向该动脉，以减少颈外动脉近心端形成血栓的危险。至于颈总动脉则应尽量靠近颈动脉球部结扎，既可避免血栓形成，又可使来自颈外动脉侧支循环的血流经颈总动脉球流入颈内动脉。

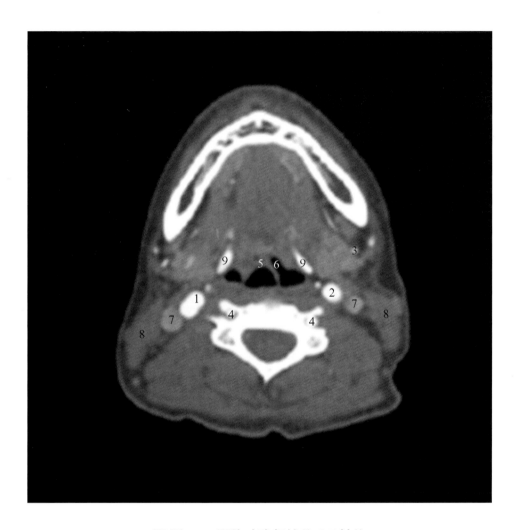

图 21　颈外动脉起始处 CT 轴位

1. 右颈外动脉起始处　2. 左颈总动脉　3. 面动脉　4. 椎动脉　5. 会厌　6. 会厌谷　7. 颈内静脉　8. 胸锁乳突肌　9. 舌骨

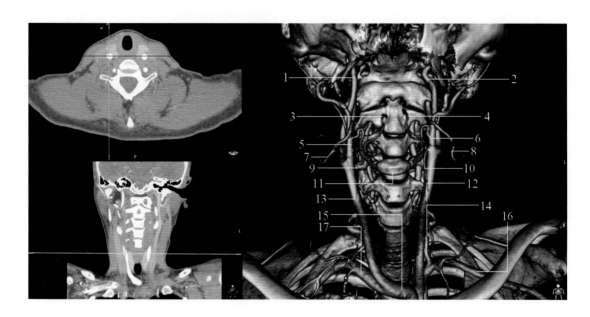

图 22　颈外动脉（血管三维重建正面观）

1. 右颈内动脉　2. 左颈内动脉　3. 右舌动脉　4. 左舌动脉　5. 右颈外动脉　6. 左颈外动脉
7. 右面动脉　8. 左面动脉　9. 右甲状上动脉　10. 左甲状腺上动脉　11. 舌骨　12. 左颈总
动脉　13. 右颈总动脉　14. 左椎动脉　15. 头臂干　16. 左锁骨下动脉　17. 右锁骨下动脉

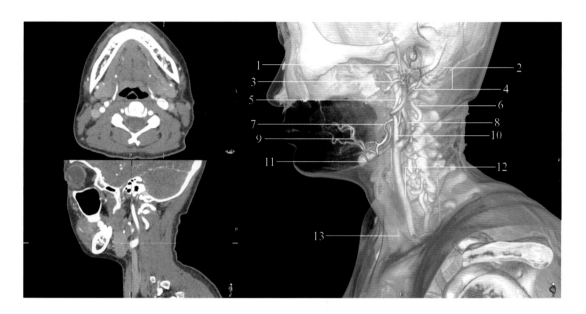

■ 图23 颈外动脉整体观（气体三维容积重建左侧面观）

1.左颞浅动脉　2.左乳突尖　3.左上颌动脉　4.左枕动脉　5.茎突　6.左椎动脉　7.左面动脉　8.左颈内动脉　9.左舌动脉　10.左颈外动脉起始处　11.舌骨　12.左颈总动脉　13.头臂干

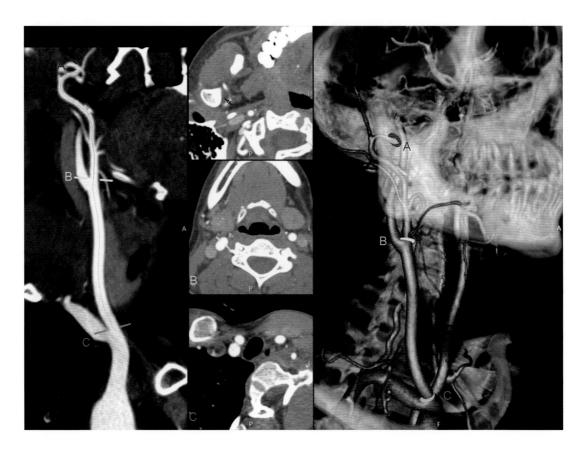

■ 图 24　右侧颈外动脉走行（血管分析重建）

A.右颈外动脉终末支　B.右颈外动脉起始处　C.右颈总动脉起始处

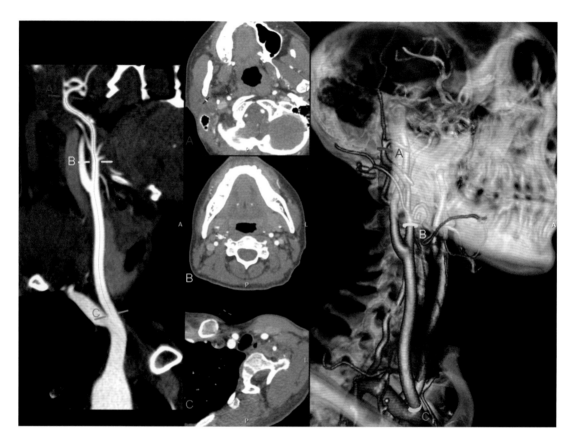

■ 图 25　右侧颈外动脉走行（血管分析重建）

A. 右颈外动脉终末支　　B. 右颈外动脉分叉处　　C. 右颈总动脉起始处

Ⅳ · 甲状腺上动脉

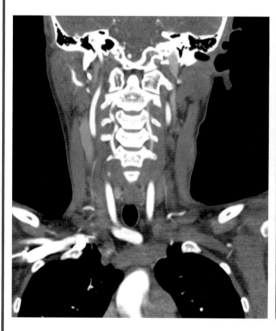
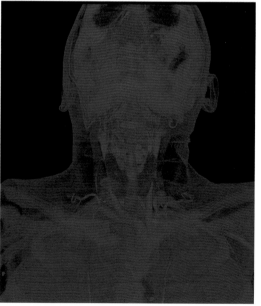

甲状腺上动脉（superior thyroid artery，STA）多数起自颈外动脉起始部的前壁，弯向前下方，行于颈总动脉与喉之间，少数可起自颈总动脉分叉处或颈总动脉，伴喉上神经外支行向前下方，至甲状腺侧叶上极附近分为前、后两支，分布于甲状腺。前腺支沿侧叶前缘下行，分布于侧叶前面，并有分支沿甲状腺峡的上缘与对侧支吻合；后腺支沿侧叶后缘下行，与甲状腺下动脉的升支吻合。该动脉沿途的分支有胸锁乳突肌支、喉上动脉和环甲肌支。喉上动脉与喉上神经内支伴行，穿甲状舌骨膜，分布于喉内，营养喉黏膜和喉肌。

临床意义

甲状腺手术结扎甲状腺上动脉时，应紧贴甲状腺上极处进行，以免损伤喉上神经外支。

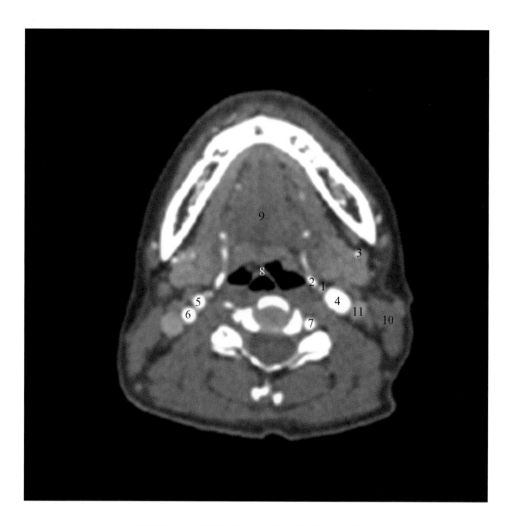

■ 图 26　甲状腺上动脉起始处 CT 轴位

1.左甲状腺上动脉　2.左舌动脉　3.左面动脉　4.左颈总动脉　5.右颈外动脉　6.右颈内
动脉　7.左椎动脉　8.会厌　9.舌体　10.左胸锁乳突肌　11.左颈内静脉

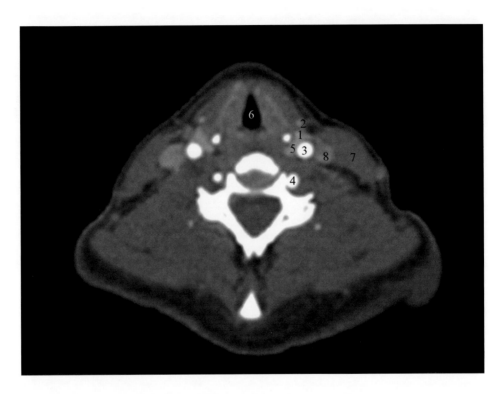

■ 图 27 甲状腺上动脉分叉处 CT 轴位

1.左甲状腺上动脉内支   2.左甲状腺上动脉外支   3.左颈总动脉   4.左椎动脉   5.甲状腺
6.声门   7.左胸锁乳突肌   8.左颈内静脉

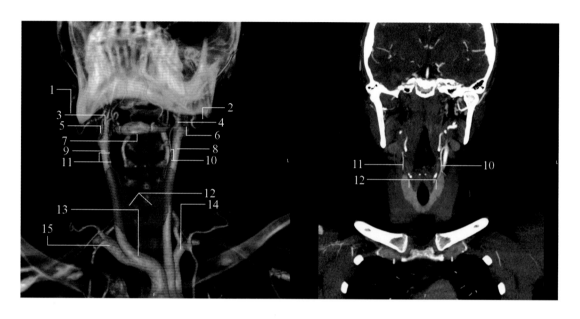

图 28　甲状腺上动脉（血管三维容积重建正面）

1. 右面动脉　2. 左面动脉　3. 右颈外动脉　4. 左颈外动脉　5. 右颈内动脉　6. 左颈内动脉　7. 舌骨　8. 左颈总动脉　9. 右颈总动脉　10. 左甲状腺上动脉　11. 右甲状腺上动脉　12. 甲状腺　13. 头臂干　14. 左锁骨下动脉　15. 右锁骨下动脉

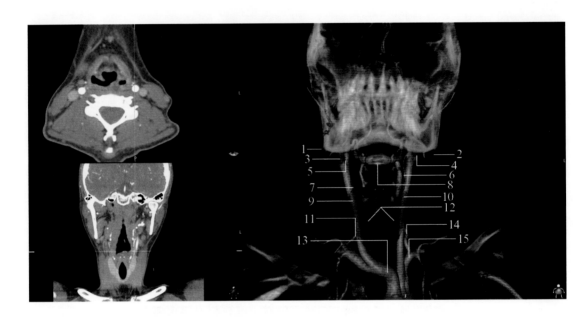

■ 图 29　甲状腺上动脉（血管三维容积重建正面）

1.右面动脉　2.左面动脉　3.右颈内动脉　4.左颈内动脉　5.右颈外动脉　6.左甲状腺上动脉　7.右甲状腺上动脉　8.舌骨　9.右颈总动脉　10.左颈总动脉　11.右椎动脉　12.甲状腺　13.头臂干　14.左椎动脉　15.左锁骨下动脉

Ⅴ · 舌动脉

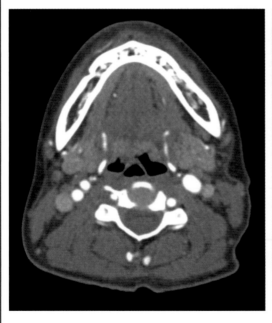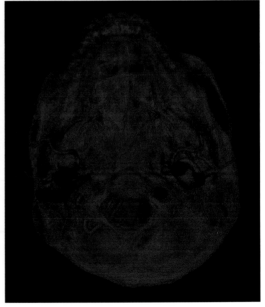

舌动脉（lingual artery，LA）在甲状腺上动脉起点的上方，平舌骨大角处，起自颈外动脉前壁。在舌下神经与舌骨大角之间前行，入舌骨舌肌深面。该动脉先向前上行，依其位置可分为三段：第一段在颈动脉三角内，呈弓形，弓的浅面有舌下神经跨过；第二段在舌骨上方，舌骨舌肌深面；第三段即舌深动脉，出舌骨舌肌前缘，前行于颏舌肌与舌腹黏膜之间。舌动脉分支如下。

1. 舌背支　起于舌骨舌肌后缘深面，向上分为数支，分布于舌根、腭扁桃体等处。

2. 舌下动脉　起于舌骨舌肌前缘处，前行于颏舌肌与下颌舌骨肌之间至舌下腺，供应舌下腺、口底黏膜、舌肌及下颌前部舌侧牙龈。

3. 舌深动脉　为舌动脉直接延续，在颏舌肌外侧迂曲前行至舌尖。舌深动脉供应舌肌。

临床意义

①舌动脉是舌和口底动脉主干，其起点可作为颈外动脉结扎术的标志；②行舌休手术时，若先在舌骨大角水平结扎舌动脉，可减少出血；③临床上可将导管插入舌动脉起始处，灌注化学药物以治疗舌部的恶性肿瘤。

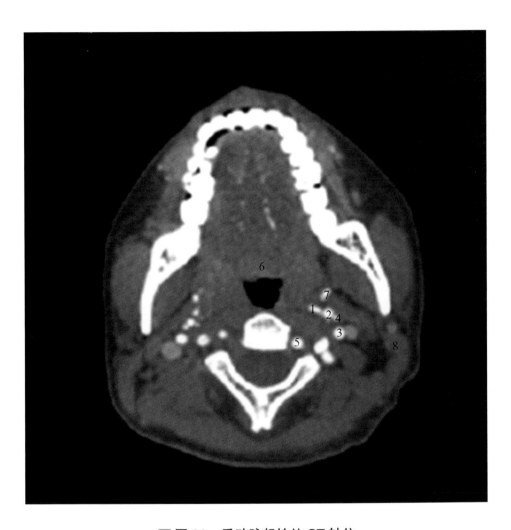

图 30　舌动脉起始处 CT 轴位

1.左舌动脉　2.左颈外动脉　3.左颈内动脉　4.左枕动脉　5.左椎动脉　6.软腭　7.左面动脉　8.左胸锁乳突肌

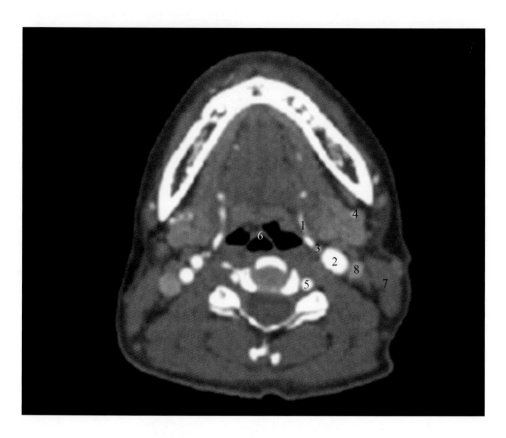

■ 图 31　舌动脉走行 CT 轴位

1.左舌动脉　2.左颈总动脉分叉处　3.左甲状腺上动脉　4.左面动脉　5.左椎动脉　6.会厌　7.左胸锁乳突肌　8.左颈内静脉

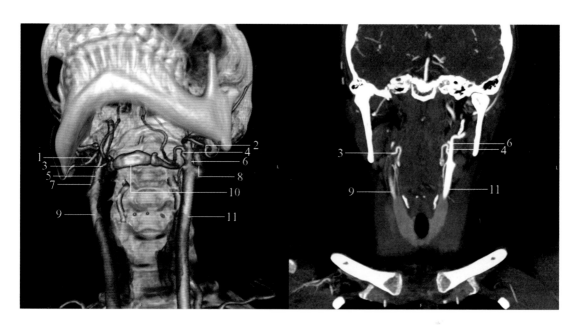

■ 图 32 舌动脉（血管三维容积重建正面观）

1. 右面动脉　2. 左面动脉　3. 右舌动脉起始处　4. 左舌动脉起始处　5. 右颈外动脉　6. 左颈外动脉　7. 右颈内动脉　8. 左颈内动脉　9. 右颈总动脉　10. 舌骨　11. 左颈总动脉

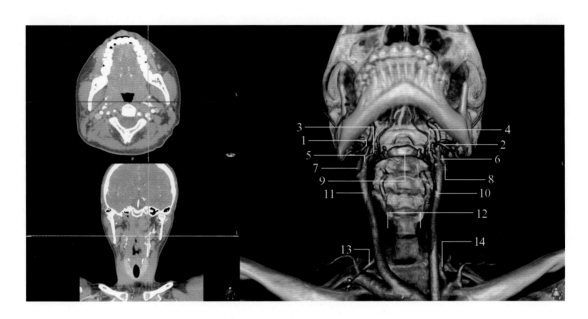

■ 图 33　舌动脉（血管三维容积重建正面观）

1.右面动脉　2.左面动脉　3.右舌动脉起始处　4.左舌动脉起始处　5.右颈外动脉　6.左颈外动脉　7.右颈内动脉　8.左颈内动脉　9.舌骨　10.左颈总动脉　11.右颈总动脉　12.甲状腺　13.右椎动脉　14.左椎动脉

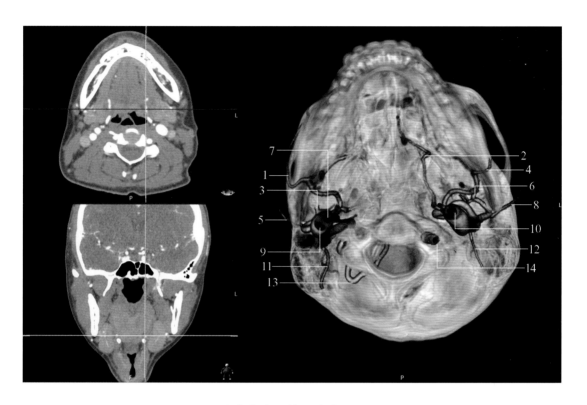

■ 图 34　舌动脉（血管三维容积重建正面观）

1.右面动脉　2.左舌动脉　3.右上颌动脉　4.左面动脉　5.右颞浅动脉　6.左舌动脉
7.右颈外动脉起始处　8.左颞浅动脉　9.右颈内动脉起始处　10.左颈总动脉　11.右枕动脉　12.左枕动脉　13.右椎动脉　14.左椎动脉

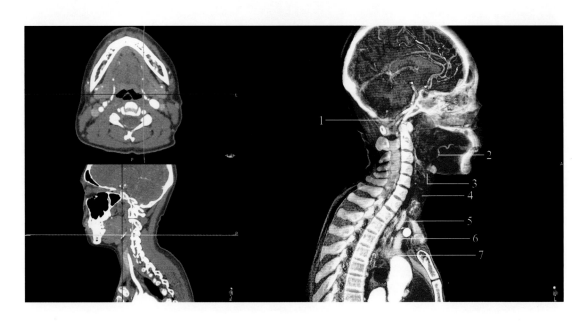

■ 图 35　舌动脉与周围组织关系（肌肉组织三维容积重建右侧面观）

1. 左椎动脉入颅处　2. 左舌动脉　3. 舌骨　4. 左甲状腺　5. 左颈总动脉　6. 头臂干　7. 主动脉弓

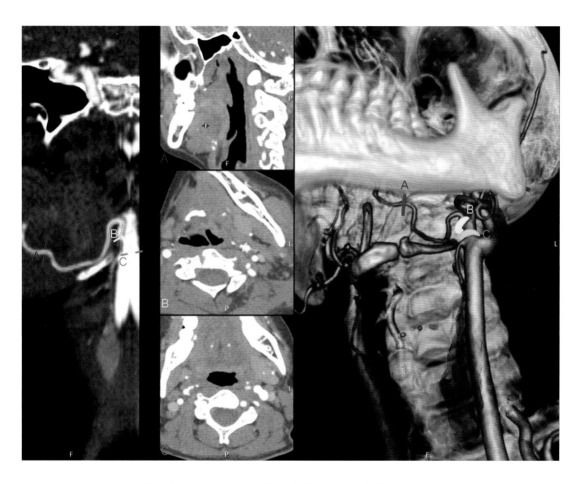

图 36　舌动脉走行（血管分析重建左侧面观）

A.左舌动脉终末支　B.左舌动脉起始处　C.左颈外动脉起始处

VI · 枕动脉

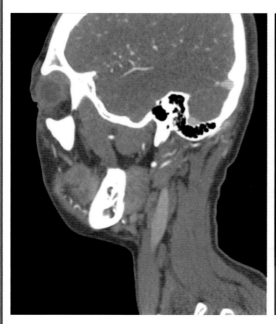
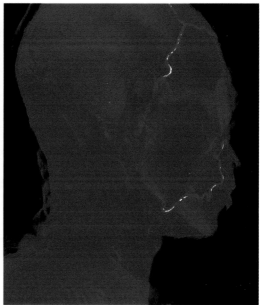

枕动脉（occipital artery，OA）平面动脉起始高度发自颈外动脉后壁，经二腹肌后腹深面和乳突根部内侧向后上行，在斜方肌起点与胸锁乳突肌止点间穿出至皮下，分为数支分布于颅顶后部。

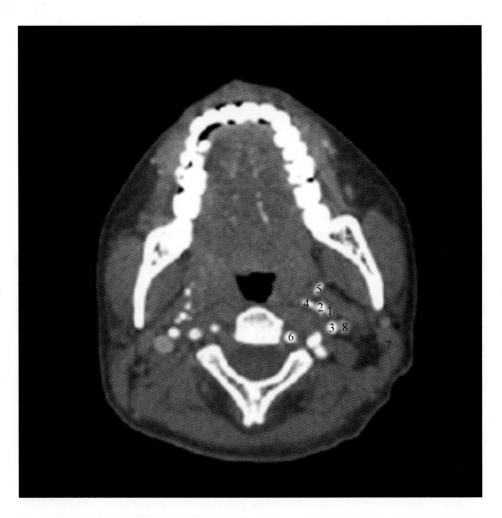

■ 图 37 枕动脉起始处（含 CT）轴位

1. 左枕动脉　2. 左颈外动脉　3. 左颈内动脉　4. 左舌动脉　5. 左面动脉　6. 左椎动脉
7. 左胸锁乳突肌　8. 左颈内静脉

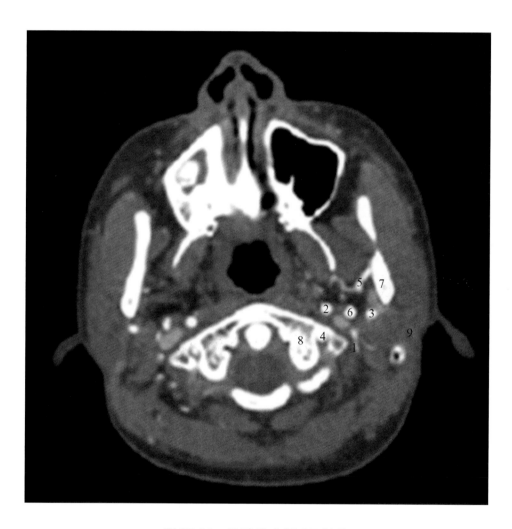

■ 图38　枕动脉走行 CT 轴位

1. 左枕动脉　2. 左颈内动脉　3. 左颈外动脉　4. 左椎动脉　5. 左面动脉　6. 茎突　7. 左下颌骨升支　8. 寰椎　9. 左腮腺

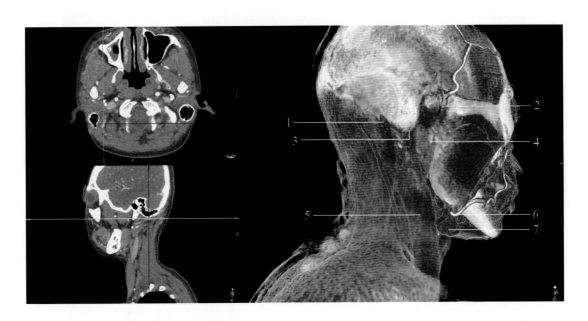

■ 图 39　枕动脉走行（肌肉组织三维容积重建左侧面观）

1. 右枕动脉　2. 右颞浅动脉　3. 右乳突尖　4. 右上颌动脉　5. 右胸锁乳突肌　6. 右面动脉　7. 右颌下腺

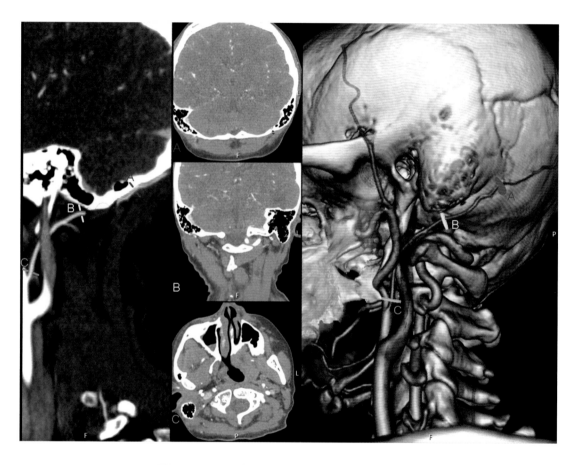

■ 图 40　枕动脉（血管分析重建左侧面观）

A. 左枕动脉终末支　　B. 左枕动脉（乳突尖）　　C. 左枕动脉起始处

VII · 面动脉

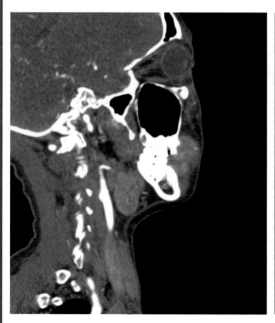
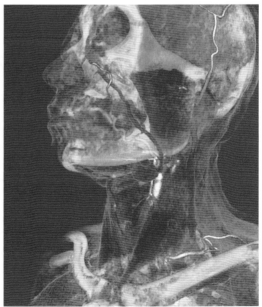

面动脉（facial artery，FA）在颈动脉三角内于舌动脉稍上方发自颈外动脉，经茎突舌骨肌和二腹肌后腹深面进入下颌下三角，沿下颌下腺深面的沟内，或埋于腺实质内前行，绕下颌骨下缘入面部。经口角及鼻翼外侧上行到内眦移行为内眦动脉。在下颌下三角内，面动脉发出分支布于软腭、腭扁桃体及下颌下腺；在面部发出下唇动脉、上唇动脉、鼻外侧动脉、内眦动脉等分支。

临床意义

①面动脉钩绕下颌骨下缘处，仅被皮肤和颈阔肌覆盖，当面部外伤出血时，可在该处将面动脉压迫在下颌骨体上进行急救止血；②临床上利用含有上唇或下唇动脉、静脉的唇瓣进行整复组织缺损时，可不受唇瓣长度和形状的限制。有时可将皮瓣供血的主要动脉与面动脉端端吻合，用于游离皮瓣整复面部缺损。

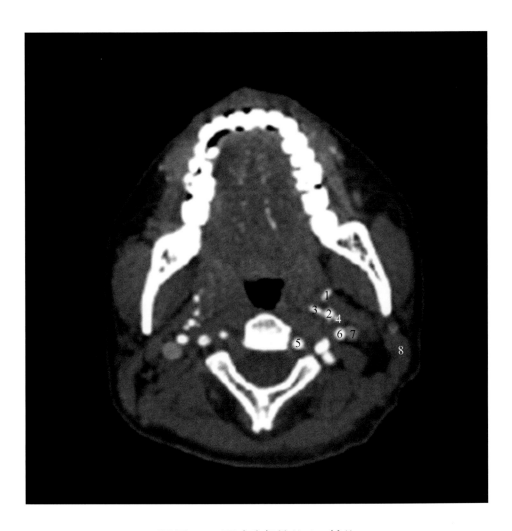

图 41　面动脉起始处 CT 轴位

1.左面动脉　2.左颈外动脉　3.左舌动脉　4.左枕动脉　5.左椎动脉　6.左颈内动脉
7.左颈内静脉　8.左胸锁乳突肌

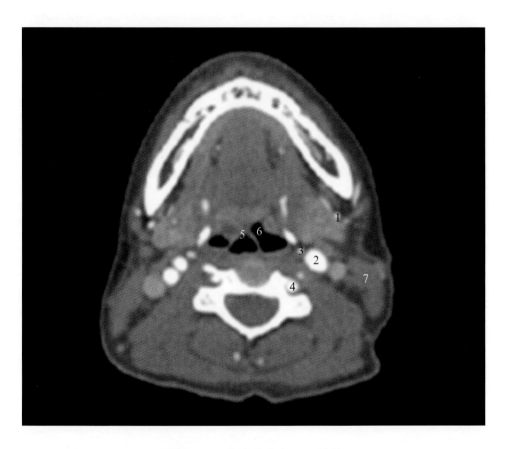

▊ 图 42　面动脉走行 CT 轴位

1.左面动脉（下颌缘处）　2.左颈总动脉　3.左甲状腺上动脉　4.左椎动脉　5.会厌
6.会厌谷　7.左胸锁乳突肌

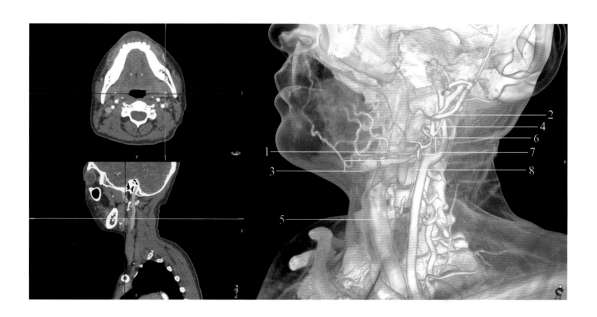

图 43　面动脉（气体三维容积重建左侧面观）

1.左舌动脉　2.左颈外动脉　3.舌骨　4.左枕动脉　5.主气管　6.左面动脉　7.左颈内动脉　8.左甲状腺上动脉

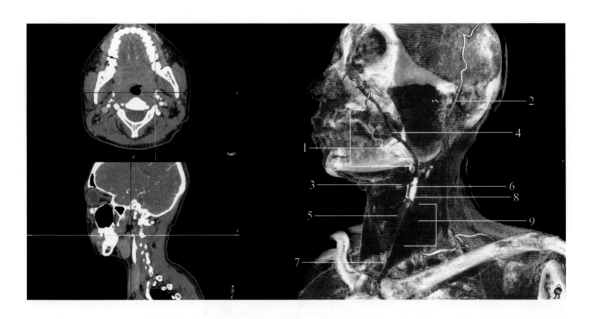

■ 图 44　面动脉（肌肉组织三维容积重建左侧面观）

1. 左面动脉　2. 左颞浅动脉　3. 左颌下腺　4. 左面静脉　5. 左甲状腺　6. 左颈总动脉
7. 头臂干　8. 左甲状腺上动脉　9. 左胸锁乳突肌

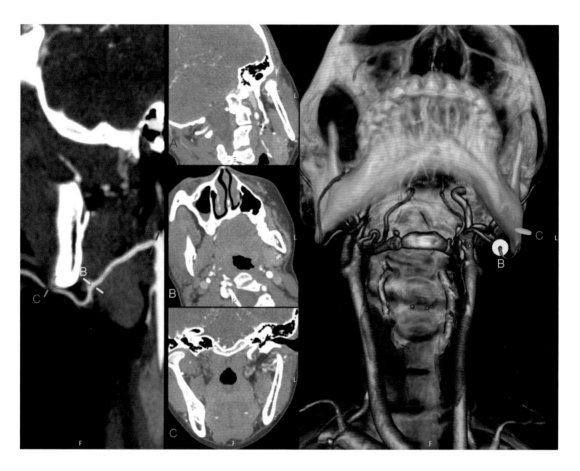

■ 图 45　面动脉走行（血管分析重建左侧面观）

A. 左面动脉起始处　B. 左面动脉（下颌角内侧）　C. 左面动脉（下颌角表面）

Ⅷ · 上颌动脉

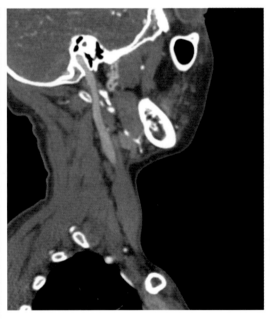
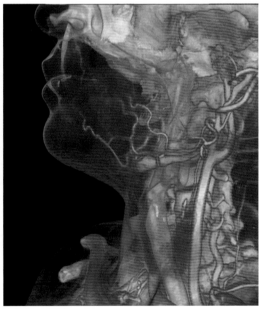

上颌动脉（maxillary artery，MA）在下颌颈深面至颞下窝，经翼内、外肌之间至翼腭窝。主要分支有脑膜中动脉，向上穿棘孔入颅腔，分前、后支，贴颅骨内面走行，分布于颅骨和硬脑膜，前支经过翼点内面，当颞区颅骨骨折时，易受损伤，导致硬脑膜外血肿。上颌动脉主要营养上下颌骨、上下颌牙、鼻腔、口腔、咀嚼肌及上颌窦等部位，分支众多，吻合丰富。第一段的分支有下牙槽动脉和脑膜中动脉；第二段又称翼肌段，位于翼外肌浅面或在深面，分支主要营养咀嚼肌、颊肌和颞下颌关节囊等结构；第三段的分支有上牙槽后动脉、眶下动脉、腭降动脉和蝶腭动脉。上颌动脉为颈外动脉的终末支之一。

临床意义

①鼻腔出血中鼻甲平面以下大出血可结扎此动脉止血；②鼻咽纤维血管瘤的主要供血动脉为来自颈外动脉的上颌动脉和咽升动脉，结扎同侧颈外动脉可明显减少术中出血；③颞下颌关节手术时，应注意保护髁突深面的上颌动脉及脑膜中动脉；④行上颌窦扩大根治术时，可在第二段结扎上颌动脉，以代替结扎颈外动脉；⑤翼腭管麻醉时应注意勿损伤第三段的分支腭降动脉。

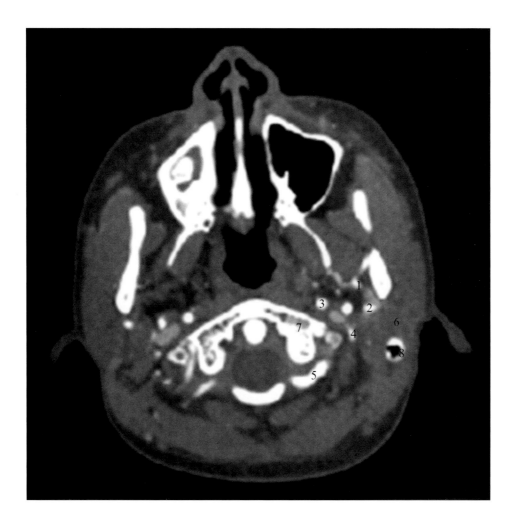

图 46　上颌动脉起始处 CT

1. 左上颌动脉　2. 左颞浅动脉　3. 左颈内动脉　4. 左枕动脉　5. 椎动脉　6. 腮腺　7. 寰椎
8. 乳突尖

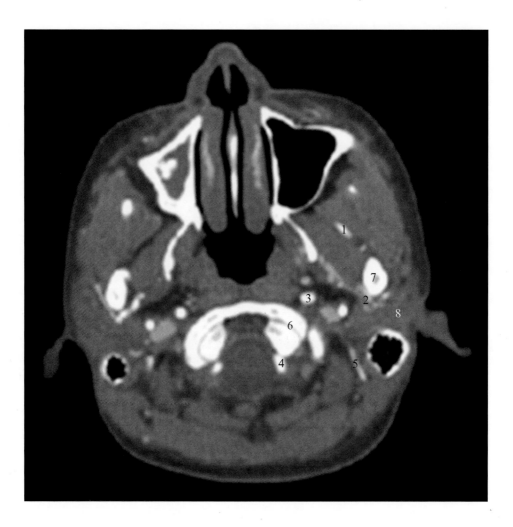

■ 图 47　上颌动脉终末 CT 轴位

1.左上颌动脉终末支　2.左颈外动脉分为上颌动脉和颞浅动脉　3.左颈内动脉　4.左椎动脉　5.左枕动脉　6.寰椎　7.下颌骨髁突　8.腮腺

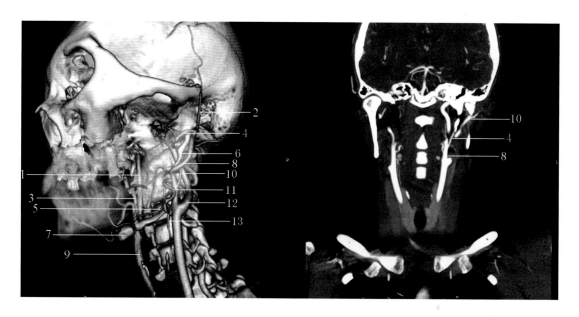

图48 上颌动脉（血管三维容积重建、下颌骨虚化左侧面观）

1.右颈内动脉 2.左颞浅动脉 3.右颈外动脉 4.左上颌动脉 5.左舌动脉 6.茎突
7.舌骨 8.左颈外动脉 9.右颈总动脉 10.左枕动脉 11.左面动脉 12.左颈内动脉
13.左甲状腺上动脉

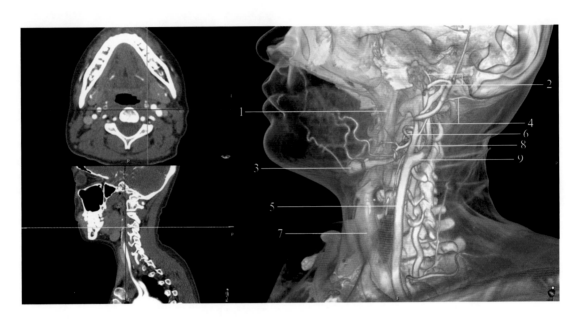

■ 图 49 上颌动脉（气体三维容积重建左侧面观）

1. 喉咽管腔 2. 左上颌动脉 3. 舌骨 4. 左枕动脉 5. 左颈总动脉 6. 左面动脉 7. 主气管 8. 左颈外动脉 9. 左颈内动脉

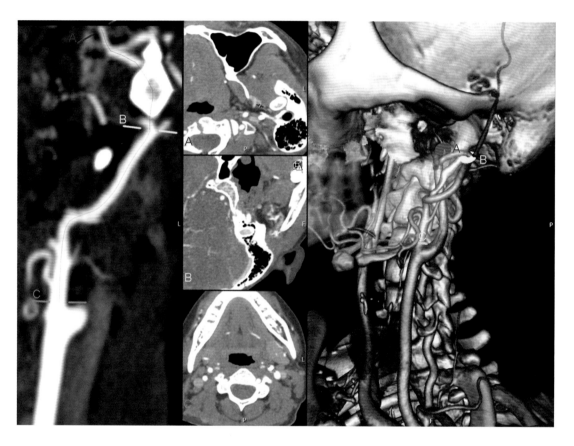

■ 图 50　上颌动脉走行（血管分析重建左侧面观）

A. 左上颌动脉终末支　B. 左上颌动脉起始处　C. 左颈外动脉（起始处）

Ⅸ · 颞浅动脉

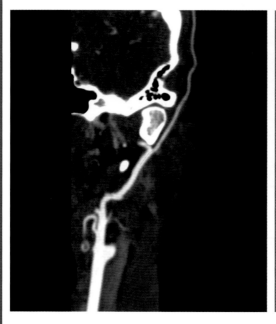
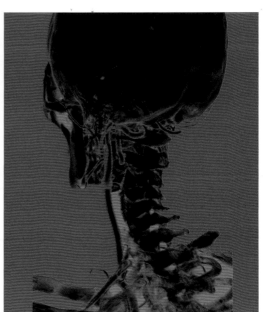

颞浅动脉（superficial temporal artery，STA）在外耳门前上方上行至颞部皮下，分支分布于腮腺、颞部和颅顶的软组织。颞浅动脉在外耳门前方位置表浅，可摸到其搏动。

临床意义

当头、颅顶头皮外伤时，可在此处压迫止血。

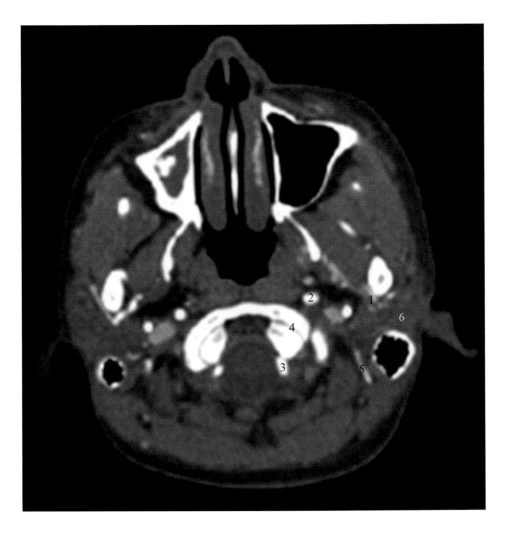

■ 图 51　颞浅动脉起始 CT 轴位

1.左颈外动脉分为上颌动脉和颞浅动脉　2.左颈内动脉　3.左椎动脉　4.寰椎　5.左枕动脉　6.左腮腺

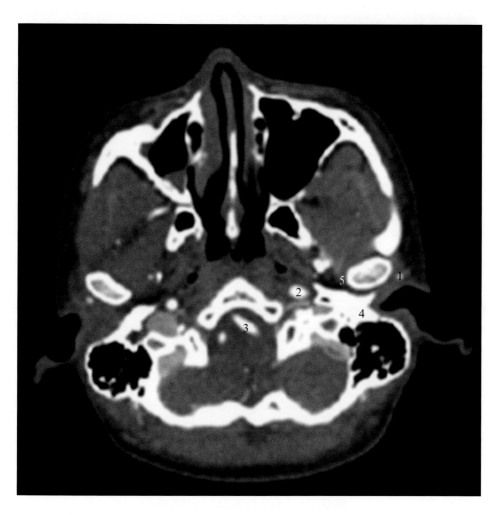

■ 图 52　颞浅动脉走行 CT 轴位

1. 左颞浅动脉　2. 左颈内动脉　3. 左椎动脉（入颅处）　4. 颞骨　5. 左颞颌关节窝

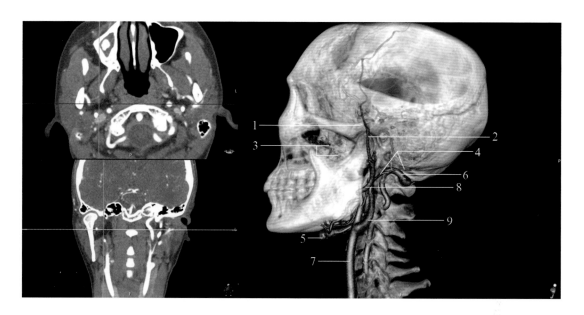

■ 图 53　颞浅动脉（血管三维容积重建左侧面观）

1. 左颧骨根部　2. 左颞浅动脉　3. 左上颌动脉及分支　4. 左枕动脉　5. 舌骨　6. 左椎动脉
7. 左颈总动脉　8. 左颈外动脉　9. 左颈内动脉

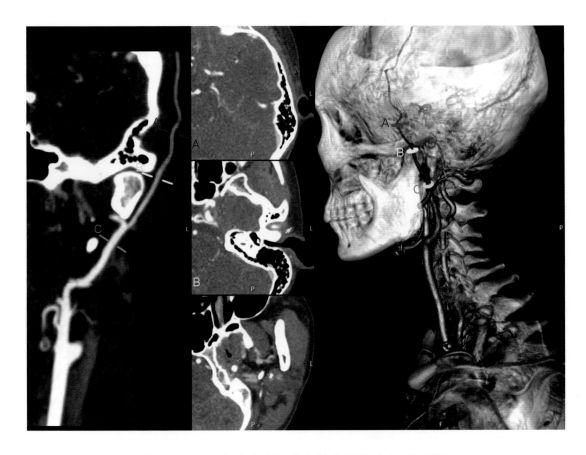

■ 图 54　颞浅动脉走行（血管分析重建左侧面观）

A.左颞浅动脉终末支　　B.左颞浅动脉过颧弓根处　　C.左颈外动脉

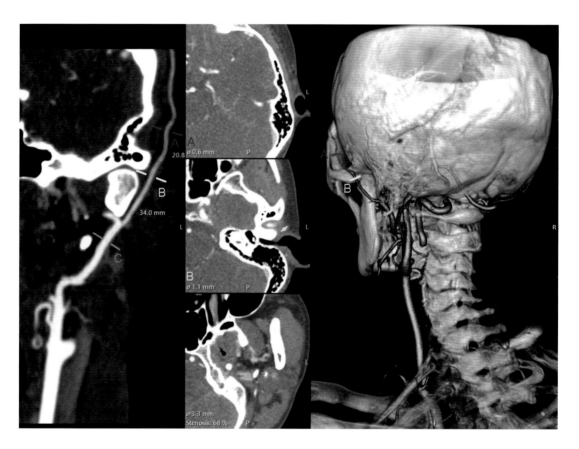

■ 图 55　颞浅动脉走行（血管分析重建左侧后面观）

A. 左颞浅动脉终末支　　B. 左颞浅动脉过颧弓根处　　C. 左颈外动脉

X · 咽升动脉

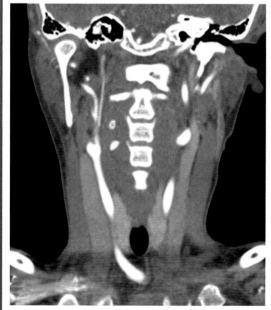

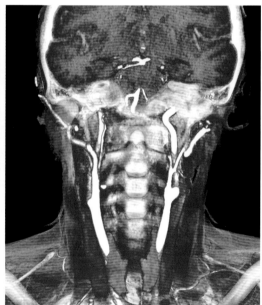

咽升动脉（ascending pharyngeal artery，APA）发自颈外动脉靠起始处的内侧壁，行于颈内、外动脉之间，后经颈内动脉与咽侧壁之间上行至颅底，分支至咽、腭扁桃体、颅底及颈部深肌层。咽升动脉虽小，但它是多对脑神经的滋养动脉，众多分支与头颈部邻近的血管有广泛的吻合，并与头颈部一些疾病过程相关。

临床意义

①口咽部肿物、扁桃体术后出血结扎此动脉止血；②咽升动脉是颈静脉孔区副节瘤主要血供来源，术前 DSA 栓塞可减少术中肿瘤出血。

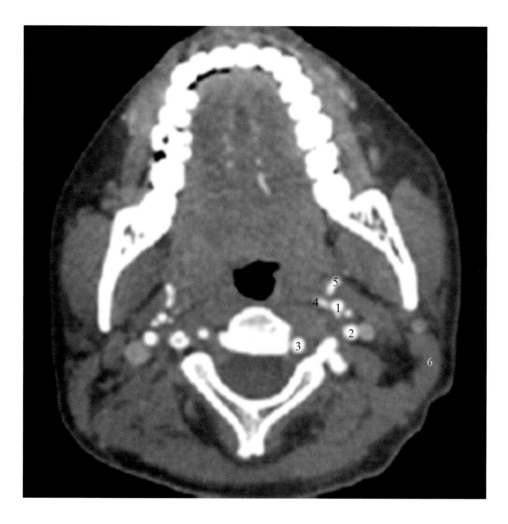

■ 图 56　咽升动脉起始 CT 轴位

1.左颈外动脉分出咽升动脉　2.左颈内动脉　3.左椎动脉　4.左舌动脉　5.左面动脉
6.左胸锁乳突肌

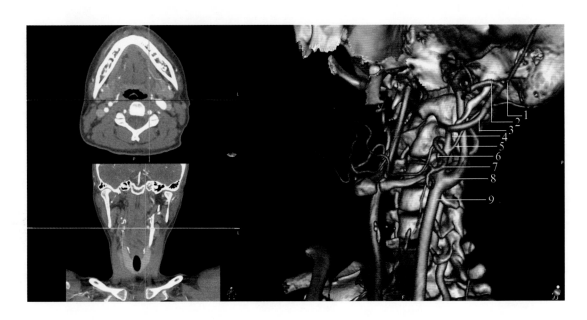

■ 图 57　咽升动脉（血管三维容积重建左侧面观）

1. 左颞浅动脉　2. 左上颌动脉　3. 左颈外动脉　4. 左咽升动脉　5. 左枕动脉　6. 左舌动脉
7. 左面动脉　8. 左颈内动脉　9. 左颈总动脉

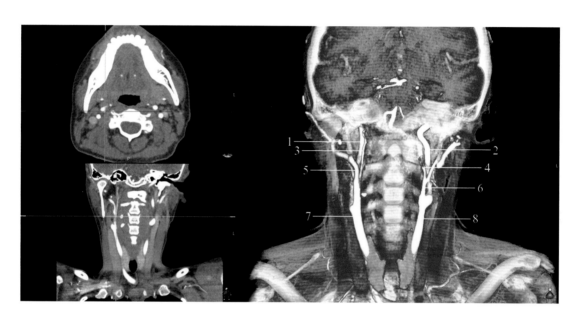

■ 图 58　咽升动脉（肌肉组织三维容积重建正面观）

1.右颈内动脉　2.左颈内动脉　3.右咽升动脉　4.左咽升动脉　5.右颈外动脉　6.左颈外动脉　7.右颈总动脉　8.左颈总动脉

XI · 椎动脉

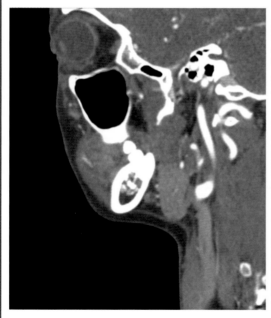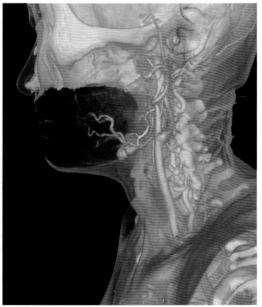

椎动脉（vertebral artery，VA）起自锁骨下动脉第 1 段，是锁骨下动脉的第一个分支，沿前斜角肌内侧上行于胸膜顶前面，自第 6 颈椎横突孔穿入，穿经上位 6 个颈椎横突孔，椎动脉自寰椎横突孔穿出后，绕过寰椎侧块（上关节突）后方，跨过寰椎后弓的椎动脉沟，转向上方，经枕骨大孔入颅，行于延髓腹侧，在脑桥下缘，左右椎动脉合成 1 条基底动脉（basilar artery）。基底动脉沿脑桥基底沟上行至脑桥上缘，分为两条大脑后动脉。椎动脉及基底动脉分支主要供应脑及内耳等。根据其行程的位置，分为四段。第一段是自锁骨下动脉发出后，至穿入颈椎横突孔以前的部分；第二段是穿经颈椎横突孔的部分；第三段是位于枕下三角的部分；第四段是进入颅内的部分。左右两侧的椎动脉大小常不一致，左侧的椎动脉多较右侧者为大。

临床意义

　　由于椎动脉经颈椎横突孔上升入颅内，当颈椎有病变，骨质明显增生或椎体退行性变时，可使椎动脉受压或迂曲，导致管腔狭窄，引起椎 - 基底动脉系血液循环障碍，导致脑供血不足。

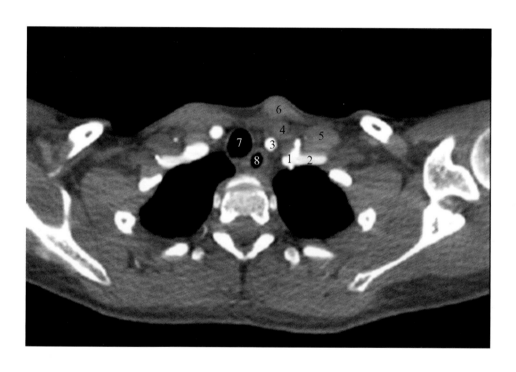

■ 图 59　椎动脉起始 CT 轴位

1.左椎动脉起始处　2.左锁骨下动脉　3.左颈总动脉　4.左颈内静脉　5.左颈外静脉
6.左胸锁乳突肌　7.气管　8.食管

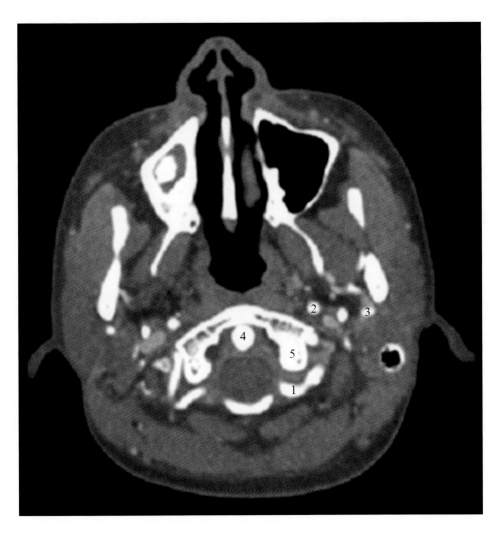

■ 图 60　椎动脉走行 CT

1.左椎动脉　2.左颈内动脉　3.左颈外动脉分为上颌动脉和颞浅动脉　4.枢椎　5.寰椎

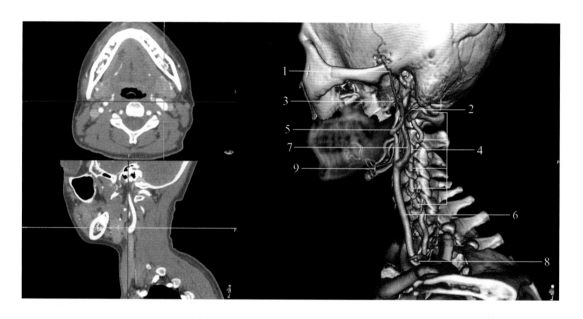

■ 图 61　椎动脉（血管三维容积重建左侧面观）

1. 左颞浅动脉　2. 左枕动脉　3. 左上颌动脉　4. 左椎动脉　5. 左颈外动脉　6. 左颈总动脉
7. 左颈内动脉　8. 左锁骨下动脉　9. 左面动脉

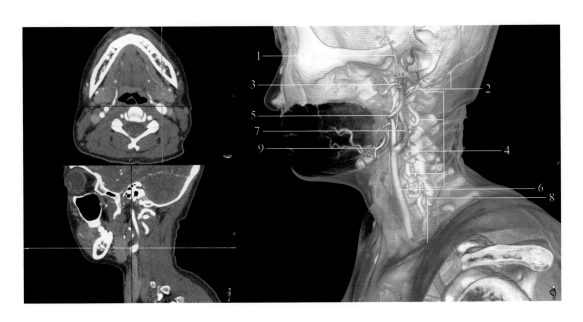

■ 图62　椎动脉（气体三维容积重建左侧面观）

1. 左颞浅动脉　2. 左枕动脉　3. 左上颌动脉　4. 左椎动脉　5. 左颈外动脉　6. 左颈总动脉
7. 左颈内动脉　8. 左锁骨下动脉　9. 左面动脉

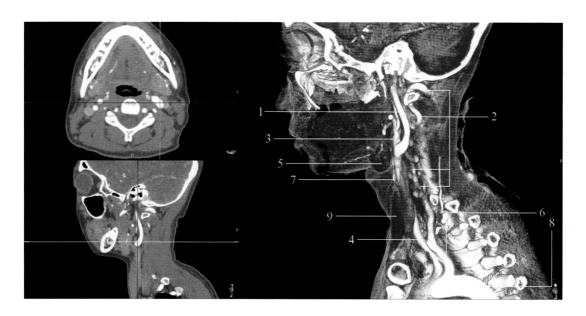

■ 图 63　椎动脉（肌肉组织三维容积重建左侧切面观）

1. 左颈内动脉　2. 左椎动脉　3. 左颈外动脉　4. 左颈总动脉　5. 左颌下腺　6. 左锁骨下动脉　7. 左甲状腺上动脉　8. 主动脉弓　9. 甲状腺

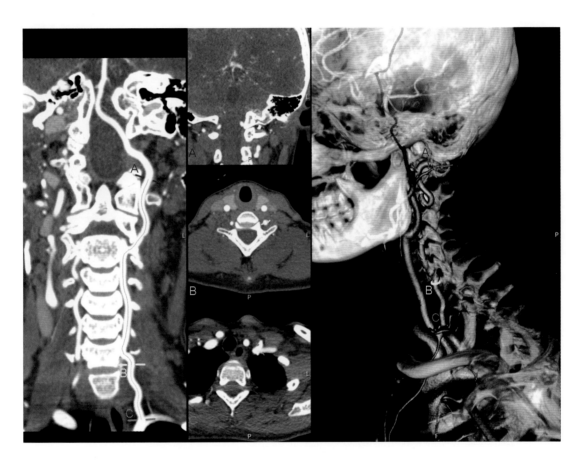

图64　椎动脉走行（血管分析重建左侧面观）

A. 左椎动脉出寰椎横突孔处　　B. 左椎动脉过第6颈椎处　　C. 左椎动脉起始处

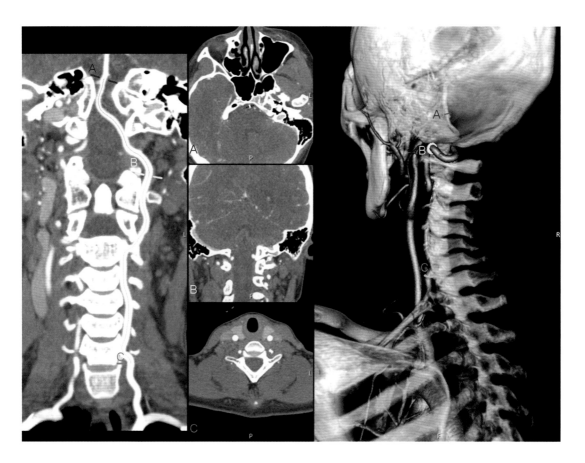

■ 图 65　椎动脉走行（血管分析重建左侧面观）

A. 左椎动脉过枕骨大孔处　　B. 左椎动脉过寰椎横突孔处　　C. 左椎动脉过第 6 颈椎处

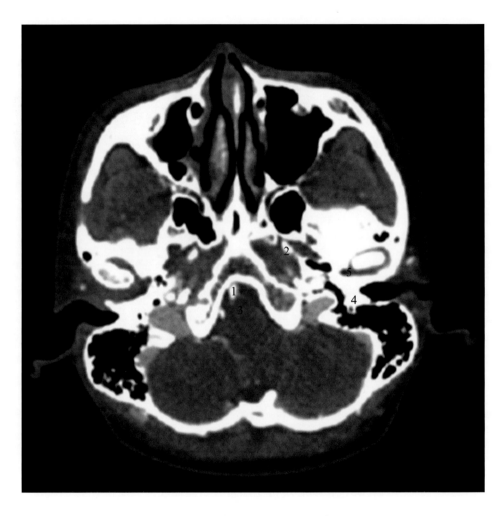

■ 图 66　椎动脉走行 CT 轴位

1.基底动脉椎动脉汇合　2.左颈内动脉　3.枕骨大孔　4.颞骨　5.颞颌关节窝

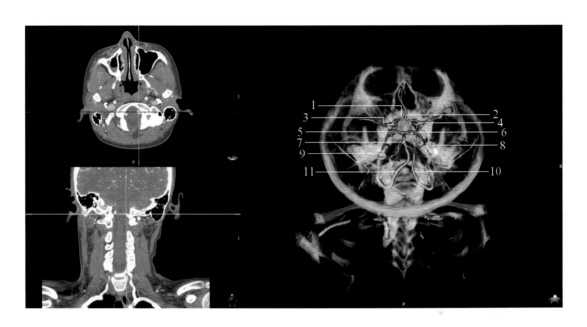

■ 图 67　椎动脉颅内走行（血管三维容积重建后俯视面观）

1.左大脑前动脉　2.右大脑前动脉　3.左大脑中动脉　4.右大脑中动脉　5.左大脑后动脉　6.右大脑后动脉　7.基底动脉　8.右颈内动脉　9.左颈内动脉　10.右椎动脉　11.左椎动脉

XII · 甲状颈干

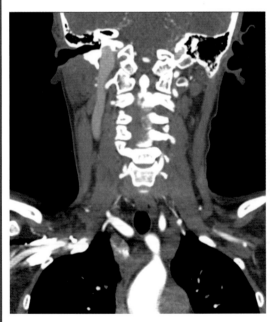
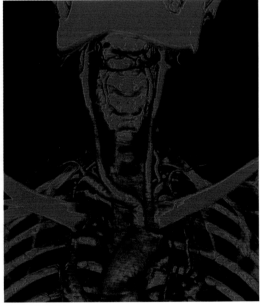

甲状颈干（thyrocervical trunk，TT）短而粗，在前斜角肌内缘处由锁骨下动脉前壁发出起自锁骨下动脉第 1 段，沿前斜角肌内侧缘上升；其分支有：①甲状腺下动脉；②肩胛上动脉，经膈神经和前斜角肌前方、锁骨后方至肩胛区；③颈横动脉，经锁骨与前斜角肌、膈神经之间，向外入斜角肌深面。

甲状腺下动脉（inferior thyroid artery，ITA）：多数起自锁骨下动脉的甲状颈干，少数可直接起自锁骨下动脉或椎动脉，沿前斜角肌内侧缘上行，至第 6 颈椎平面，在颈动脉鞘与椎血管之间弯向内下，近甲状腺侧叶下极再弯向上内，至侧叶后面分为上、下支，分布于甲状腺、甲状旁腺、气管和食管等。

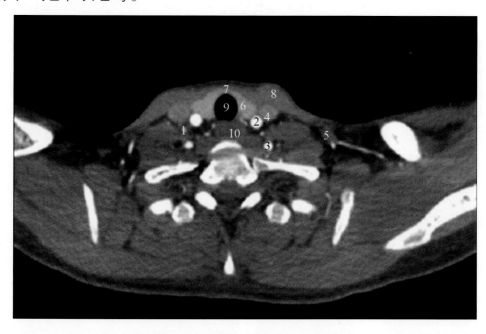

■ 图 68　甲状颈干起始 CT 轴位

1. 右甲状颈干　2. 左颈总动脉　3. 左椎动脉　4. 左颈内静脉　5. 左颈外静脉　6. 甲状腺左叶　7. 甲状腺峡部　8. 左胸锁乳突肌　9. 气管　10. 食管

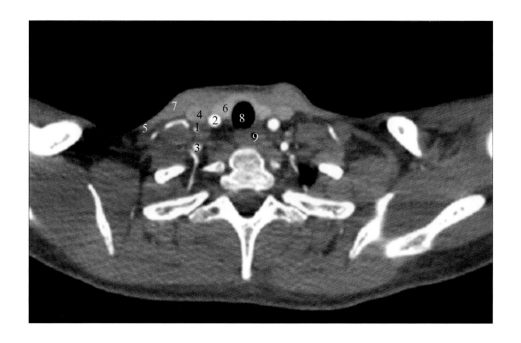

■ 图 69　甲状颈干走行 CT 轴位

1. 右甲状颈干分出甲状腺下动脉　2. 右颈总动脉　3. 右椎动脉　4. 右颈内静脉　5. 右颈外静脉　6. 甲状腺右叶　7. 右胸锁乳突肌　8. 气管　9. 食管

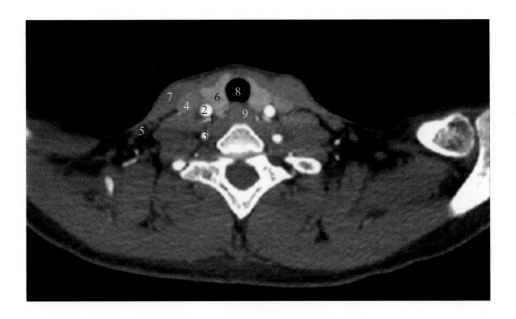

■ 图 70　甲状腺下动脉走行 CT 轴位

1. 右甲状腺下动脉　2. 右颈总动脉　3. 右椎动脉　4. 右颈内静脉　5. 右颈外静脉　6. 甲状腺右叶　7. 右胸锁乳突肌　8. 气管　9. 食管

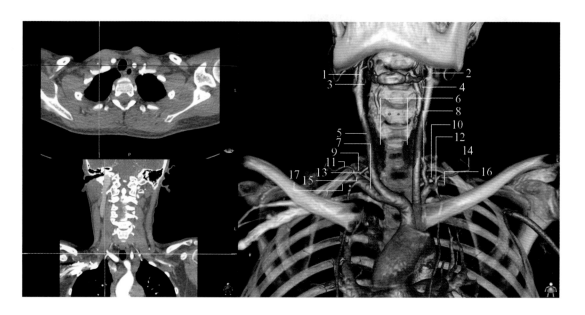

■ 图 71　甲状颈干及甲状腺下动脉（血管三维重建正面观）

1.右颈外动脉　2.左颈外动脉　3.右甲状腺上动脉　4.左甲状腺上动脉　5.右颈总动脉　6.甲状腺　7.右锁骨下动脉　8.左椎动脉　9.右甲状腺下动脉　10.左甲状腺下动脉　11.右颈横动脉　12.左甲状颈干　13.右椎动脉　14.左颈横动脉　15.右甲状颈干　16.左锁骨下动脉　17.右肩胛上动脉

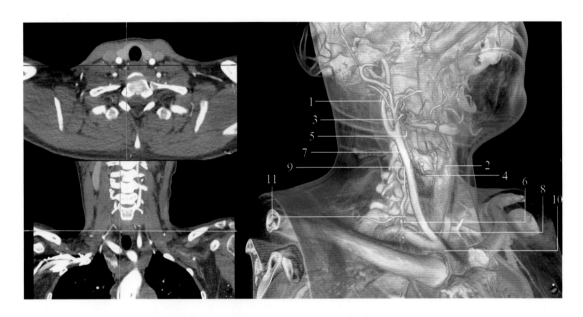

图 72　甲状颈干、甲状腺下动脉（气体三维容积重建右侧面观）

1. 右颈内动脉　2. 气管　3. 右颈外动脉　4. 甲状腺　5. 右甲状腺上动脉　6. 右甲状颈干
7. 右颈总动脉　8. 右锁骨下动脉　9. 右椎动脉　10. 头臂干　11. 右甲状腺下动脉

参考文献

[1] 柏树令. 局部解剖学 [M]. 2 版. 北京：人民卫生出版社，2005.

[2] 弗兰克·奈特. 奈特人体解剖彩色图谱 [M]. 王怀经，译. 3 版. 北京：人民卫生出版社，2005.

[3] 韩显林. 北京协和医院外科住院医师手册 [M]. 北京：人民卫生出版社，2012.

[4] 刘昌伟. 血管外科临床手册 [M]. 北京：人民军医出版社，2012.

[5] 王振常. 头颈部影像学：耳鼻咽喉头颈外科卷 [M]. 北京：人民卫生出版社，2012.

[6] 王振常. 影像专家鉴别诊断头颈部分册 [M]. 北京：人民军医出版社，2012.

[7] 陈孝平. 外科学 [M]. 2 版. 北京：人民卫生出版社，2005.

[8] 黄选兆. 实用耳鼻咽喉头颈外科学 [M]. 2 版. 北京：人民卫生出版社，2008.